ISSN 0371-327X

SITZUNGSBERICHTE DER SÄCHSISCHEN AKADEMIE DER WISSENSCHAFTEN ZU LEIPZIG

Mathematisch-naturwissenschaftliche Klasse
Band 117 · Heft 3

HERBERT JORDAN

ZUR FUNKTIONELLEN NORMALITÄT DES MENSCHEN

mit 15 Abbildungen und 1 Tabelle

AKADEMIE-VERLAG · BERLIN

1984

SITZUNGSBERICHTE DER SÄCHSISCHEN AKADEMIE DER WISSENSCHAFTEN ZU LEIPZIG

MATHEMATISCH-NATURWISSENSCHAFTLICHE KLASSE

Band 110

Heft 1 Prof. Dr.-Ing. Dr. h. c. PAUL GÖRLICH, Über die Laser und ihre Anwendung
1972. 24 Seiten – 8° – M 2,30

Heft 2 Prof. Dr. HASSO ESSBACH, Zum Problem der Tumoren im Kindesalter
1972. 24 Seiten – 11 Abbildungen auf 10 Kunstdrucktafeln – 8° – M 6,–

Heft 3 Prof. Dr. med. WALTER BREDNOW, Zur Anthropologie des Schwindels
1973. 17 Seiten – 2 Abbildungen auf 2 Kunstdrucktafeln – 8° – M 2,50

Heft 4 Prof. Dr.-Ing. Dr. h. c. PAUL GÖRLICH, Betrachtungen über den Wissenschaftlichen Gerätebau
1972. 39 Seiten – 8° – M 3,–

Heft 5 Prof. Dr. ERICH RAMMLER, Einige Betrachtungen über Erdgas
1974. 43 Seiten – 8 Abbildungen – 3 Tabellen – 8° – M 4,50

Heft 6 Prof. Dr. GUSTAV E. R. SCHULZE, Zur Rolle des Einfachheitsprinzips im physikalischen Weltbild
1974. 23 Seiten – 4 Abbildungen – 8° – M 2,50

Heft 7 Prof. Dr. med. ROLF EMMRICH, Zwischen Leben und Tod. Ärztliche Probleme der Thanatologie
1974. 22 Seiten – 2 Abbildungen – 4 Tabellen – 8° – M 3,50

Band 111

Heft 1 Prof. Dr. WILHELM MAIER, Vom Erbe Bernhard Riemanns 1975. 16 Seiten – 8° – M 2,50

Heft 2 Prof. Dr. med. HANS DRISCHEL, Organismus und geophysikalische Umwelt
1975. 50 Seiten – 25 Abbildungen – 1 Tabelle – 8° – M 7,–

Heft 3 Prof. Dr. MARIA HASSE, Zum Begriff des allgemeinen Produkts von Kategorien
1975. 32 Seiten – 8° – M 5,–

Heft 4 Prof. Dr.-Ing. h. c. KURT SCHWABE, Analytische Probleme des Umweltschutzes
1975. 28 Seiten – 9 Abbildungen – 2 Tabelle – 8° – M 3,50

Heft 5 Prof. Dr. WOLFGANG BUCHHEIM, Die kopernikanische Wende und die Gravitation
1975. 36 Seiten – 2 Farbtafeln – 8° – M 5,–

Heft 6 Prof. Dr. HERMANN BERG, Photopolarigraphie und Photodynamic
1975. 19 Seiten – 2 Abbildungen – 2 Tabellen – 8° – M 3,–

Heft 7 Prof. Dr. MANFRED GERSCH, Probleme der Insektizide aus heutiger Sicht
1976. 36 Seiten – 9 Abbildungen – 2 Tabellen – 8° – M 4,–

Band 112

Heft 1 Prof. Dr. WALTER BREDNOW, Spiegel, Doppelspiegel und Spiegelungen – eine „wunderliche Symbolik" Goethes 1975. 28 Seiten – 4 Abbildungen – 8° – M 3,–

Heft 2 Prof. Dr. ARTUR LÖSCHE, Über negative absolute Temperaturen. Eine Einführung
1976. 26 Seiten – 12 Abbildungen – 8° – M 4,–

Heft 3 Prof. Dr. med. HERBERT JORDAN, Kurorttherapie: Prinzip und Probleme
1976. 31 Seiten – 10 Abbildungen – 1 Tabelle – 8° – M 4,50

Heft 4 Prof. Dr. FRIEDRICH WOLF / Dr. PETER FRÖHLICH, Zur Druckabhängigkeit von Ionenaustauschreaktionen 1977. 13 Seiten – 6 Abbildungen – 1 Tabelle – 8° – M 2,–

Heft 5 Prof. Dr. DIETRICH UHLMANN, Möglichkeiten und Grenzen einer Regenerierung geschädigter Ökosysteme 1977. 50 Seiten – 20 Abbildungen – 2 Tabellen – 8° – M 6,50

Heft 6 Prof. Dr. ERICH RAMMLER, Zwei Jahrzehnte Entwicklung des Einsatzes der Energieträger Kohle und Erdöl im Weltmaßstab 1977. 29 Seiten – 6 Abbildungen – 4 Tabellen – 8° – M 4,–

Heft 7 Prof. Dr. ULRICH FREIMUTH, Umweltprobleme in der Ernährung
1977. 32 Seiten – 3 Abbildungen – 4 Tabellen – 8° – M 4,–

ISSN 0371-327X

SITZUNGSBERICHTE DER SÄCHSISCHEN AKADEMIE
DER WISSENSCHAFTEN ZU LEIPZIG

Mathematisch-naturwissenschaftliche Klasse
Band 117 · Heft 3

HERBERT JORDAN

ZUR FUNKTIONELLEN NORMALITÄT DES MENSCHEN

mit 15 Abbildungen und 1 Tabelle

AKADEMIE-VERLAG · BERLIN
1984

Vorgetragen in der Sitzung am 8. Oktober 1982
Manuskript eingereicht am 10. März 1983
Druckfertig erklärt am 4. Mai 1984

Erschienen im Akademie-Verlag, DDR - 1086 Berlin, Leipziger Straße 3—4

Lizenznummer: 202 · 100/082/84
Printed in the German Democratic Republic
Gesamtherstellung: VEB Druckhaus „Maxim Gorki", 7400 Altenburg
LSV 2015
Bestellnummer: 763 333 1 (2027/117/3)

00400

Die Auseinandersetzung mit dem Begriff des Normalen bzw. Nicht-Normalen gehört zum Selbstverständnis der Medizin; sie muß — wie jede Diskussion um Wertentscheidungen — ständig aufs neue geführt werden. Dabei geht es vordergründig um drei Fragen:

Wie und wie sicher kann der Arzt „Normales" (= Gesundes) und „Nichtnormales" (= Krankhaftes) unterscheiden?

Inwieweit kann eine Normalität des Krankhaften selbst bestimmt und abgegrenzt werden?

Inwieweit gehört Krankhaftes überhaupt zur Normalität des Lebens?

Im Umkreis dieser Fragen, die hierbei nicht in ihrem philosophischen oder gar theologischen, sondern ihrem biologischen Aspekt aufgefaßt sind, soll die Frage der funktionellen Normalität erörtert werden. Der Mensch lebt in ständiger Wechselwirkung, als Nehmender und Gebender mit seiner gesamten Umwelt, als „Zuschauer und Mitspieler" zugleich (um hier eine Formulierung aus N. Bohrs Komplementaritätssicht einzubringen [9]), und dieses Wirken und Bewirkt-Werden bestimmt den Grundcharakter seiner funktionellen Normalität. Das Phänomen „Krankheit" ist in diese Wechselwirkung unabtrennbar einbezogen und gehört insofern zur Normalität des menschlichen Seins. Dieser Tatbestand eröffnet uns wichtige Zugänge zum Kranksein und setzt zugleich verpflichtende Maßstäbe für die ärztliche Handlung, die Therapie.

Für die Medizin ist die Wissenschaft insoweit ein wichtiges Operationsinstrument für Aussagen zum Begriff „Normalität", als sie etwa für die Prognostik Sätze, wie der Wilhelm Ostwalds: „Wahr ist, was uns zutreffende Voraussagungen ermöglicht" [54], aufzustellen in der Lage ist und dies im weitesten Sinne, etwa nach der Formulierung Bavinks, Wissenschaft sei „jede logische Verknüpfung von Tatsachen" [2]. Insoweit ist auch die Medizin als Wissenschaft zu verstehen; die Praxis des ärztlichen Tuns bedarf aber unbestreitbar weiterer Handlungsgrundlagen, etwa der Intuition, der Zuwendungsfähigkeit, der Ehrfurcht vor dem Leben, einer möglichsten technischen Perfektion. In diesem Sinne erklärt Rothschuh die Medizin als „Handlungswissenschaft" mit der „Brauchbarkeit" als oberstem Wertmaßstab [61].

Die „Treffkunst des Arztes" [22], sein „Zielen nach dem Maß", der eudaimonia, gründete sich nach Auffassung der griechischen Antike auf die Verschmelzung des Lehr- und Lernbaren, der doxa, mit der epistämä, des „Wissens, das in die Seele dringt" (Reinhardt [58]); eudaimonia ist im Sinne der Nicomachischen Ethik des Aristoteles ein der ethischen Gesinnung gemäßes Leben. In dieser Einbeziehung der Ethik liegt die Wurzel der bedeutsamen Erkenntnis, daß Normalität nicht allein vom Individuum, sondern wesentlich von der gesellschaftlichen Gebundenheit des Menschen her interpretiert werden muß. Als Folgerung daraus leitet sich die dialektische Koppelung der salus aegroti mit der salus publica — im weitesten Sinne also die Dialektik „Mensch und Umwelt" — ebenso ab wie im weiteren Sinne die Verneinung der Normen als „apriorische Strukturen" unseres Denkens, Erfahrens und Handelns [49]. Normen sind immer Übereinkünfte, sie sind an sich weder wahr noch unwahr, können nur als gültig oder nicht gültig erklärt werden, setzen immer einen Beurteiler voraus [50], sind ohne einen irgendwie gearteten Kontext nicht verstehbar. Der Normbegriff ist polemischen Charakters, wie es Canguilhen ausdrückt [13]. Dem entspricht die Fülle der assoziierten Bedeutungen des Normbegriffes, wie man sie etwa in Dornseiffs „Der deutsche Wortschatz nach Sachgruppen" nachlesen kann [14]: Brauch, Devise, Formel, Gebrauch, Gemeinplatz, Gesetz, Grundsatz, Kanon, Konvention, Maxime, Motto, Muster, Natur, Prinzip, Regel, Richtlinie, Richtschnur, Schablone, Schema, Sitte, Standard, Typus, Vorbild. Wir sprechen deshalb bewußt von der „Normalität", nicht der „Norm" der Funktion.

Die Medizin unterscheidet herkömmlich, aber unter vorwiegend didaktischen Gesichtspunkten, zwischen strukturellen und funktionellen Normen bzw. Normalitäten. Strukturelle Normen sind mit statischen Parametern wie Größe, Gewicht, Form, Farbe, Bauplantreue, Proportionalität, Symmetrie viel besser zu charakterisieren und unterscheidbar zu machen als funktionelle, für die dynamische und chronologische Kriterien erforderlich sind (hierbei ist auf die Nicht-Identität von „Struktur" und „Form" hinzuweisen, s. dazu [48]).

Von jeher spielen besonders in der bildenden Kunst Proportionalitäts- und Symmetrieprobleme eine besonders wichtige Rolle. Denken wir beispielsweise an das harmonische 1 : 1 : 1-Verhältnis des menschlichen Antlitzes bzw. Kopfes, wie es schon Leonardo da Vinci beschrieb (s. dazu Abb. 1) oder an ebendiese anatomische Proportionalität, die in der altrussischen Ikonenmalerschule zu einem maßgeblichen Teil auch der ikonologischen Aussage wird (s. Abb. 2 nach Onasch [53]).

Indessen sind nun aber die beiden Kategorien Struktur und Funktion im biologischen Bereich prinzipiell nicht voneinander zu trennen; vom Blickwinkel der Molekularbiologie ergibt sich nur die Möglichkeit, sie als „quasi-

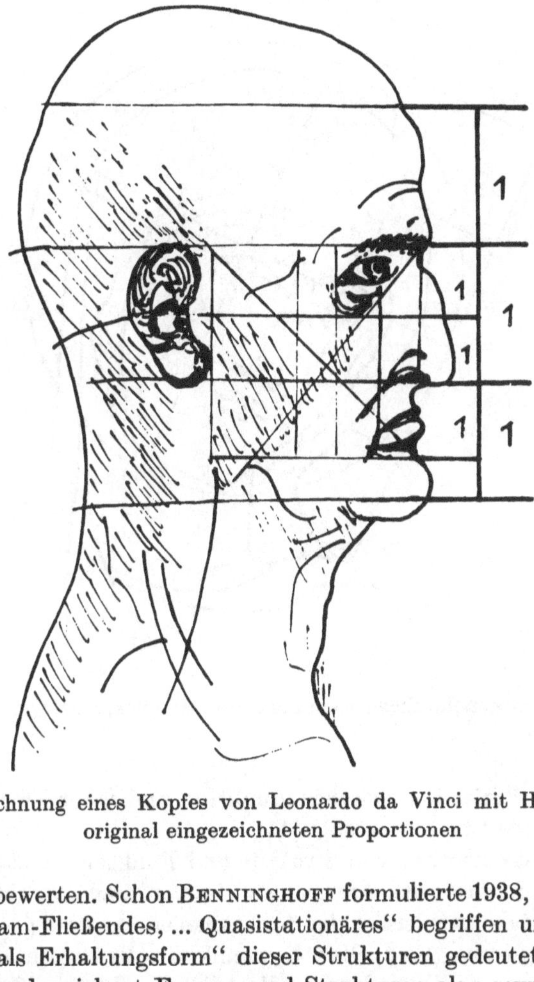

Abb. 1. Nachzeichnung eines Kopfes von Leonardo da Vinci mit Hervorhebung der original eingezeichneten Proportionen

identisch" zu bewerten. Schon BENNINGHOFF formulierte 1938, daß „Struktur" als ein „Langsam-Fließendes, ... Quasistationäres" begriffen und das „schneller Fließende als Erhaltungsform" dieser Strukturen gedeutet werden müsse [4]. ROTHSCHUH bezeichnet Formen und Strukturen als „gewissermaßen verlangsamte Prozeßmomente" [62] und LUEKEN spricht von einer „vollen zeitlichen Parallelität von Baufunktionen und Betriebsfunktionen" [45]. Mit der Einführung des Begriffes der „functionellen Struktur" hatte schon ROUX die makroskopisch faßbare Finalitätsbeziehung zwischen Funktion und Struktur dahingehend gekennzeichnet, daß der biologische Organismus grundsätzlich bestrebt sei, „die gegebene Function mit dem Minimum an Material oder mit dem gegebenen Material das Maximum an Function zu leisten" [64]. Normalität der Struktur ist also offenbar die conditio sine qua non für die Normalität der Funktion et vice versa. Dabei bleibt das Leben

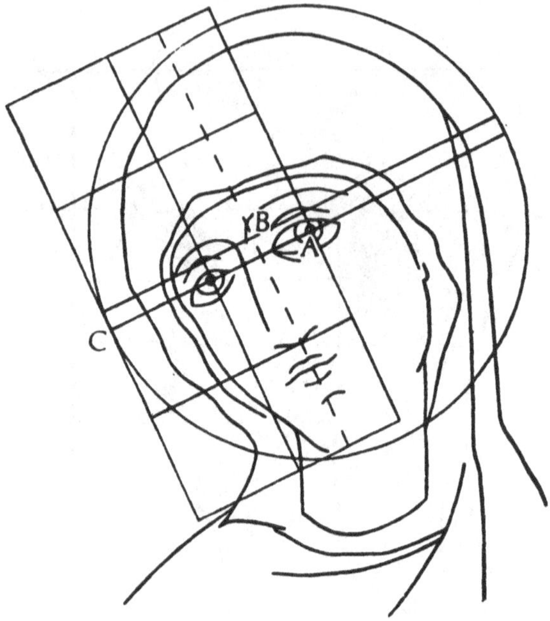

Abb. 2. Proportionsschema eines geneigten Hauptes; nach ONASCH [53]

„auch in seiner Beziehung zwischen Funktion und Struktur eigengesetzlich, eigenwillig ...“, wie BÜRGER betonte [11].

Aus dieser Quasiidentität von Struktur und Funktion leitet sich logischerweise ab, daß funktionelle Änderungen immer auch Strukturänderungen bedingen und diese wiederum die funktionellen Änderungen erzeugen im Sinne einer progressiv gekoppelten Dynamik. In diesem Zusammenhang sei beispielsweise nur an die eindrucksvollen Untersuchungen GOERTTLERS zur Entwicklungsmechanik des menschlichen Herzens in Abhängigkeit von der Krümmung des embryonalen Herzschlauches und der Blutströmungscharakteristik [17] sowie zur Hämo- und Histomechanik der Arteriosklerose [18] erinnert. Nicht nur im somatischen, sondern auch im neurophysiologisch-psychischen Bezugsbereich finden sich analoge Beobachtungen. So gehen offenbar Lern- und Gedächtnisprozesse mit strukturell-funktionellen Änderungen unter maßgeblicher Beteiligung der Neuropeptide einher (z. B. das Undekapeptid „Substanz P“ [21]). Naturgemäß sind aber hier die Struktur-Funktions-Beziehungen vorerst noch viel weniger durchschaubar [66].

Nach Rothschuh ist Funktion die „Beziehung eines Teiles zu seiner Leistung“ [63]. Dieser Begriff „Leistung“ wirft zunächst die Frage auf, ob unter „normaler“ Leistung auch eine „optimale“ verstanden werden müsse. Da jede Leistung durch Übung oder Training optimierbar ist, müßte einer „Normalität“ in diesem Falle ein individuelles bzw. kollektives durchschnittliches Trainings- und Übungsverhalten zugrunde gelegt werden können. Wäre dies auch gegeben, so müßte es jedoch mit der Einschränkung gelten, daß eine einmal erreichte optimale Leistung aus mannigfachen äußerlichen und im menschlichen Wesen selbst liegenden Gründen durchaus nicht beliebig reproduzierbar ist.

So hält Israel beispielsweise das „Sportherz“ des sportlich guttrainierten Menschen, bemessen am Längen-, Breiten- und Dickenwachstum des Myokards, gegenüber dem „Faulenzerherzen“ des üblicherweise hypokinetisch lebenden Menschen, für das „normale“ Herz [23]. Dies wirft ein charakteristisches Licht auf die Aktualisierungsnotwendigkeit von Normen im Panoramawandel jeder gesellschaftlichen und wissenschaftlichen Entwicklung und berührt die Diskussion um die Position des Außenseiters, des Spezialisten im Durchschnittsverband der statistisch gesehen „trägen Masse“. An deren Ende steht dann die gewichtige Frage, wem denn nun die Kompetenz eines Urteils über Normalität oder Nichtnormalität eigentlich zustehen könne. Zugleich erhellt daraus die Einsicht, daß die Überprüfung der statistischen Häufigkeitsverteilung nur eines unter vielen Mitteln ist, Normalität anschaulich zu machen — wir können andersgearteter Maßstäbe keineswegs entbehren. Ich denke in diesem Zusammenhang besonders an die schwierigen Entscheidungen des Psychologen oder Psychiaters über Normalität und Nichtnormalität.

Die im Oberbegriff „Biotechnik“ zusammengefaßten organischen Leistungen (Koordination, Regulation, Integration, Akkomodation, Adaptation, Korrespondenz z. B.) ermöglichen das „Funktionieren“ des Organismus und so ist „Normalität demnach die koordinierte Funktion aller Organe gemäß ihrem angeborenen Zweck“, wie Murphy [51] vereinfacht, damit dem Bionomie-Begriff Rothschuhs entsprechend. Ein derartiges Funktionssystem ist als ein offenes System mit, wie schon Ostwald bemerkt hat, „fließenden Gleichgewichten“ [55] zu beurteilen, das grundsätzlich sowohl durch eine charakteristische Geschlechtsdifferenz als auch eine biorheutische Varianz [12] gekennzeichnet ist, die beide demnach in alle Normalitätsüberlegungen kritisch einzubeziehen sind.

Man muß nun davon ausgehen, daß die an der Bionomie des ganzen Systems beteiligten Einzelfunktionen sowohl der physischen als auch der psychischen Sphäre biotechnisch so geordnet sind, daß jede von ihnen nicht nur als Produzent, sondern zugleich auch als Produkt einer Leistung zu begreifen ist und mithin die organismische Gesamtleistung den Charakter einer Kreisgestalt besitzt. „Zustände" sind nur als Prozeßglieder zu verstehen, auch der „status praesens" — Ausgangspunkt jeglicher Krankenbeurteilung — ist nur als Momentanquerschnitt durch die Komplexzeitgestalt des Organismus zu werten. Die kybernetische Deutung einer solchen Kreisgestalt benutzt das Bild der „vermaschten Regelkreise". Aus ihm ließe sich — kurz gesagt — folgern, daß die Regelgröße eines Systems als Störgröße für die Stellgröße eines korrespondierenden anderen Systems fungiert, somit also den Rang einer Führungsgröße einnimmt. Unter Zugrundelegung des für solche Regelprozesse postulierten negativen Rückkopplungsprinzips (= feedback) muß man folgern, daß sich aus derartigen „Vermaschungen" Wirkungen ergeben, die im Sinne einer vorwärts gerichteten Koppelung oder einer feedback-Hemmung zu deuten sind. Da sich auch die theoretische Biologie seit geraumer Zeit mit diesem Sachverhalt beschäftigt, sei etwas näher darauf eingegangen. Denn derartige „feedforward"-Koppelungen würden sich ja biotechnisch dadurch auszeichnen, daß sie weder eines besonderen strukturellen noch irgendeines Zeitaufwandes zur Rückvermittlung der Information bedürften, d. h., ohne Totzeit arbeiten.

Das technische Prinzip der Vorwärtskoppelung geht auf den Mühlentechniker MEAD 1787 zurück, der mit Hilfe eines positiv proportionalen Reglers und einem von diesem gesteuerten kontinuierlichen Einschub eines entsprechenden Übersetzungsverhältnisses zwischen An- und Abtriebswelle erreichte, daß die Abtriebswelle seiner Mühle trotz fluktuierender Änderung der Drehgeschwindigkeit der Antriebswelle immer eine praktisch konstante Drehgeschwindigkeit einhalten konnte. Diese Technik war 1924 von BLACK wiederentdeckt und in den USA patentiert worden (zit. nach [67]). Inzwischen wurde die Existenz einer solchen feedforward-Funktion bei der Biosynthese der Aminosäuren bestätigt, bei der durch ein Intermediärprodukt des Syntheseprozesses, das seinerseits über einen feedback-Mechanismus gesteuert wird, eine feedforward-Hemmung der Aminoacyl-tRNA-Synthetase (= Transport-Ribonukleinsäure) bewirkt wird [67]. Im Bereich des retikuloendothelialen Systems bzw. der Opsoninbildung wurden ebenfalls solche Regelprozesse diskutiert, mit deren Hilfe der Organismus über einen direkten Einfluß die Opsoninbildung und die RES-Aktivität reguliert [65]. BEIER bezieht sich in seinen Überlegungen zur Systemtheorie des Alternsvorganges auf dieses Prinzip [3]. Auch die Charakteristik von Membranrezeptoren, z. B. der α_1- und α_2-Adrenorezeptoren, die nicht anatomisch, sondern nur funktionell unterscheidbar sind (s. dazu KATHER u. Mitarb. [40]), verlockt zu solcher Deutung. Schließlich hat GIERER im Rahmen der theoretisch-naturwissenschaftlichen Diskussion zum Problem der Selbstorganisation der Materie das Modell seiner „lateralen Inhibitionstheorie" entwickelt [16], die als „primum agens" der biologischen Gestaltbildung einen Aktivator mit autokatalytischer Potenz postuliert, welcher zugleich seinen eigenen spezifischen Inhibitor (mit allerdings vergleichsweise größerer Reichweite als ersterer) ausbildet; vielleicht darf auch dieser grundlegende Mechanismus unter dem Blickwinkel der Vorwärtskoppelung bzw. einer feedback-Hemmung gesehen werden.

Auch im Bereich des Zentralnervensystems – und damit im Psychischen – sind ähnliche Prozesse anzunehmen (Rosen [60]). So ist z. B. in unserer Selbstwahrnehmung „Gegenwart" immer sowohl das Produkt des Bedingungsgefüges eines Vorangegangenen als auch das bestimmende Bedingungsgefüge für das Produkt des Kommenden.

Ich gestatte mir, hier einige Sätze aus Robert Musils Reflexionen über Zustand und Ablauf menschlicher Gefühle illustrierend einzureihen: „Im Gegenteil, es deutet sich zwischen den einzelnen Schritten (des Gefühlsablaufes, H. J.) eine wechselseitige Abhängigkeit und Voraussetzung an, ja sogar das Bild von Wirkungen, *die ihren Ursachen voranzugehen scheinen*" und dies ist „keine besondere Eigentümlichkeit des Seelischen, geschweige denn eines Gefühls, sondern kommt auch auf anderen Gebieten der Naturbeschreibung vor, beispielsweise allenthalben, wo von einem System und seinen Gliedern oder von einem Ganzen und seinen Teilen die Rede ist ..." [52]. Auch im Hören von Musik offenbart sich eine solche Fähigkeit, die „Zukunft erleben läßt, ohne die Gegenwart hinter sich zu lassen" [76]. In diesem Zusammenhang sei auch das früher von V. v. Weizsäcker im Rahmen der Gestaltkreis-Diskussionen erörterte Phänomen der „Prolepsis" [73] in den Kreis einer solchen Betrachtung einbezogen. „Prolepsis" ist nach der Theorie Weizsäckers „die Vorwegnahme eines Erfolges durch eine ihn erzielende Bewegung, Wahrnehmung oder Akt, der den Erfolg nicht als mögliche Wirkung enthält, sondern wirklich erzielt" ([73], l.c.p. 202).

Dabei darf natürlich nicht übersehen werden, daß eine solche „proleptische" Leistung das Ergebnis zahlloser Lernprozesse des Organismus unmittelbar von dessen Geburt an ist. Lernen geschieht aber im Grunde nach dem trial-error-Prinzip, also einer Rückmeldetechnik (man benutzt solche Biofeedback-Methoden, d. h., das Bewußtmachen von Fehlerleistungen, schon durchaus erfolgreich in der Schule, im Sport oder beispielsweise auch bei der Elektrotherapie von Lähmungen sowie in der Psychotherapie (s. dazu Birnbaumer [7]). Sollte dann das „Gelernt-Haben" darin bestehen, daß der Organismus befähigt worden ist, in einer Art feedforward-Leistung zu reagieren?

Vor 15 Jahren hat Anochin die Reiz-Reizantwort-Problematik des Menschen so beschrieben: „Vielmehr handelt es sich hierbei um ein kompliziertes Rückkopplungsprinzip, in welches neben dem Triggerreiz die gegebene allgemeine Reizkonstellation, die individuelle Reaktionslage und die bisherigen Erfahrungen des Individuums mit seiner Umwelt (Gedächtnis) eingehen" [1].

Ein spezifischer — wenn auch noch hypothetischer — „Aktionsakzeptor“ kann dabei offenbar erwartete Handlungsresultate mit den tatsächlich erreichten vergleichen und über eine Afferenzsynthese das weitere Verhalten optimieren. Die Abbildung 3 möge diesen Sachverhalt schematisieren, wobei die „Kreisgestalt“ des „komplizierten Rückkoppelungsprinzips“ doch deutlicher wird. Damit vermag das schon der stoischen Philosophie bekannte Problem der Antizipation einen Gegenwartskommentar zu erhalten.

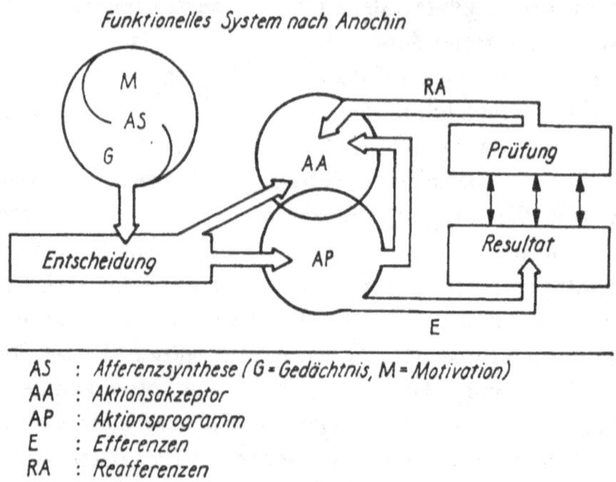

Abb. 3. Schema des funktionellen Systems nach ANOCHIN. Es bedeutet:
AA: Aktionsakzeptor AP: Aktionsprogramm AS: Afferenzsynthese
E: Efferenzen G: Gedächtnis
M: Motivation RA: Reafferenzen

Die Gesamtheit der Funktionen des Menschen ist das Kennzeichen seiner unverwechselbaren Individualität und *bewirkt* diese: eine Wirkung, die sich einmal in das Innere des Individuums selbst erstreckt und zugleich nach außen in dessen Umwelt hinein ausbreitet. Diese Wirkung repräsentiert die tatsächliche „Wirklichkeit“ des Menschen; „wirklich sein“ heißt ja im eigentlichen Wortsinn: „wirkend sein“ — im aktiven wie im reaktiven Bezug. Sie ist das, was wir als Betrachter im „Verhalten“ an unserem Mitmenschen wahrnehmen.

So offenbart sich der kranke Mensch dem Arzt „mit einem Körper, den er hat und einem Leib, der er ist“, wie es G. MARCEL ausdrückt [46] — und dieses „Sein und Haben“ ist der Komplex jener psychischen und somatischen „Wirklichkeit“ im ebenbesprochenen Sinne. Im „Verhalten“ tritt uns der

Mensch als ein Ganzes gegenüber — und von einem Ganzen, so urteilt MEYER-ABICH zu Recht, ist keine andere als eine komplementäre Beschreibung im Sinne der BOHRschen Komplementarität zu machen [47]. Das naive, aktuelle, undressierte Verhalten ist jedoch stets nur eine von vielen Verhaltensmöglichkeiten mit unterschiedlichen Eintrittswahrscheinlichkeiten. Wir kennen die faktischen Grenzen solcher latenten Möglichkeiten keineswegs — „wir kennen sie gerade dann nicht, wenn die feststellbaren Verwirklichungen als die einzig legitimen Zeugnisse der dem Mensch-Sein innewohnenden Potenzen zugelassen werden" (zit. nach KUNZ [42]). Es gilt ja überhaupt für jedes System, das in sich selbst eine Ganzheit repräsentiert, daß es stets die Gesamtheit seiner möglichen Zustände beinhaltet — diese Gesamtheit der Möglichkeiten ist auch der Normalitätsbereich der Systemfunktion. Und jede irgendwie geartete Analyse des Verhaltens, geschehe sie in Eigen- oder in Fremdkontrolle, bedingt eine Veränderung des Verhaltens selbst — dies ist eine der bekannten Unschärferelation von HEISENBERG analoge Situation mit entsprechenden erkenntnistheoretischen Konsequenzen für das Kausalitätsproblem in Biologie und Medizin, wie sie REICHENBACH gezogen hat [57]. Auch daher ist es m. E. berechtigt, das Verhältnis von Physis und Psyche des Menschen als ein Reziprozitätsverhältnis im Sinne der BOHRschen Komplementarität [8] anzusprechen. Nach gängiger Definition sind in einem solchen Verhältnis zwei Größen derart gekoppelt, daß „die Messung der einen die gleichzeitige Messung der anderen stört" und dies trifft für alle Größen zu, die „kanonisch konjugiert" und damit solche sind, „deren Produkt die Dimension einer Wirkung hat" [10]. Die Formulierung von MEYER-ABICH: „Komplementarität ist eine Beziehung nicht zwischen Tatsachen, sondern zwischen Möglichkeiten" [47], unterstreicht dies insbesondere im Hinblick auf den hier angezogenen Verhaltensbegriff charakteristisch. Und schließlich hat BOHR selbst den Begriff „Komplementarität" als geeignet zur Beschreibung von „Objekten, in deren Verhalten Individualität offenbar geworden ist" (zit. nach [47], S. 186) betrachtet. Ich verweise in diesem Zusammenhang auf meinen Beitrag zu dem von W. BUCHHEIM geleiteten Rundtischgespräch „Beiträge zur Komplementarität. Ein interdisziplinäres Gespräch" der mathematisch-naturwissenschaftlichen Klasse unserer Akademie am 12. 06. 1981 [35] sowie auf meine Erörterung der Probleme einer „Ganzheitstherapie" [24]. Ergänzend dazu sei erwähnt, daß sich Carl Friedrich von WEIZSÄCKER folgerichtig auch mit den Analogien zwischen Komplementarität im BOHRschen Sinne und dem obenerwähnten „Gestaltkreis"-Denken seines Onkels Viktor von WEIZSÄCKER unter Zuhilfenahme des Begriffes der „zirkulären Komplementarität" auseinandergesetzt hat [72]; Deutungen, die sicherlich auch im Sinne der Beziehung zwischen „Kreisgestalt der Funktionen" und „Funktion des Gestaltkreises" geltend gemacht werden müssen.

Funktionelle Normalität ist also im weiteren Sinne auch Verhaltensnormalität. Besonders eindrucksvoll demonstriert wiederum das menschliche Antlitz bereits viel von dem, was wir als „Verhalten“ empfinden. Hier möchte ich auf das Verfahren der sogenannten „Bildstatistik“ verweisen, das von LEIBER entwickelt wurde[1] [43]. Mittels deckungsgleich übereinanderkopierter Fotos menschlicher Gesichter läßt sich gewissermaßen ein „Norm-Gesicht“, wenn man will, mit „Mittelwert“ und „Streuung“ (s. z. B. Nasen- oder Lippenpartien), darstellen (Abb. 4 u. 5). Welch starke unterschiedliche „Wirkung“ geht jedoch für den Betrachter von jedem einzelnen dieser Gesichtsbilder aus, welch unterschiedliches „Verhalten“ wird spürbar! Das Verfahren belegt zugleich die Bedeutung der ikonischen Anschaulichkeit gegenüber etwa der semantischen (mit anderen Worten die Komplementierung sogenannter „harter“ durch „weiche“ Daten) auch für die Verhaltensforschung.

Jede funktionelle Leistung eines Organismus ist zweiphasisch zu sehen: Bereitstellung der dazu erforderlichen Energie und Abgabe derselben. Die erste Phase benötigt allgemein einen größeren Zeitaufwand, so daß sich für den Funktionsablauf in der Zeit eine sogenannte „Sägezahncharakteristik“ ergibt, wie sie BETHE schon 1943 seinem „Kippschwingungsmodell“ für die Entstehung biologisch-rhythmischer Phänomene zugrunde gelegt hat [5].

Hierzu diene als Beispiel (s. Abb. 6) das Verhältnis der Herzdiastolendauer (= Energieaufbauphase) zur Herzsystolendauer (= Energieabgabephase) des Menschen [25], wobei die erstere den determinierenden Abschnitt für die momentane Herzfrequenz und deren biorhythmologische Charakteristik, der „Herzzeitstreuung“, darstellt (s. hierzu JORDAN [26]).

Im normalen Frequenzbereich stellen Funktionen beim Menschen praktisch niemals Perioden im Sinne streng kreisverteilter Prozesse dar, sondern sind rhythmologische Phänomene im Sinne der Differenzierung von Ludwig KLAGES: Perioden sind Wiederholungen von Gleichem in gleichen Zeitabständen, Rhythmen solche von Ähnlichem in ähnlichen Zeitabständen (wörtlich: „Wiederholte der Takt das Gleiche, so muß es vom Rhythmus lauten, es wiederkehre mit ihm das Ähnliche“ [41]). Man sollte im Zeitalter der SI-Einheiten die Begriffe „Periodik“ und „Rhythmik“ tunlichst auseinanderhalten — schon im Mittelalter galt, Rhythmus sei die „modulatio sine metrica ratione“. Die Umschreibung „circametrische Periodik“ ist ein untauglicher Kompromiß!

Solche Rhythmusphänomene lassen sich durch Differenzierung ihrer Amplituden in hypokymatische, eukymatische, hyperkymatische und dysky-

[1] Diese Methodik geht nach LEIBER schon auf den Anthropologen GALTON 1879 zurück, ein ähnliches Verfahren wurde auch 1902 veröffentlicht (s. Faksimile in UMSCHAU 82 (1982) 81).

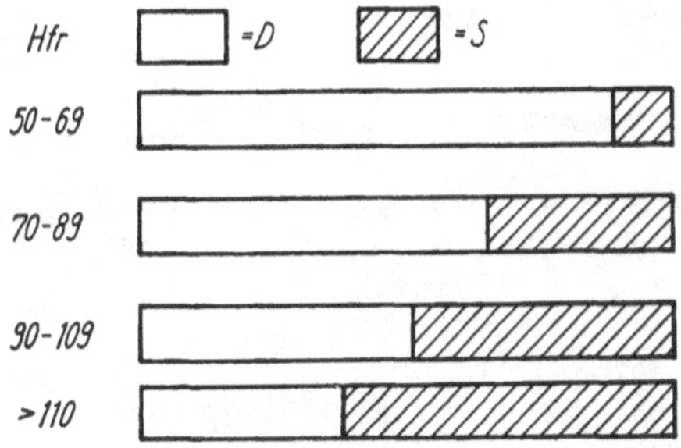

Abb. 6. Das Verhältnis von Systolen- und Diastolendauer des Menschen in Abhängigkeit von der Herzfrequenz; nach JORDAN [25]

matische Formen untergliedern; nur die „Akymatieen" wären in dieser Hinsicht mit den „Perioden" im physikalischen Sinn gleichzusetzen.

Die eben erwähnte Herzzeitstreuung ist unmittelbarer Ausdruck einer solchen „Kymatie". Sie ist abhängig von der momentanen Grundfrequenz des Herzens und wird maßgeblich von der Variabilität der Diastolendauer bestimmt (JORDAN [25]). Bei ischämischer Herzkrankheit sind z. B. eindeutige Hypokymatieen nachzuweisen. Es bestehen hierin faßbare Alters- und Sexualdifferenzen, solche zwischen Ruhephase und Wachphase des Organismus; aber auch Einflüsse von Alkohol oder rhythmologischen Dressurakten (z. B. intensives Mithören periodischer akustischer Reize), wie überhaupt emotionale Affektionen sich geltend machen. Andererseits fehlen auch bei der sogenannten „absoluten" Arrhythmie (JORDAN [27]) oder bei der „starren" Automatie der Herzkammern bei totalem Atrioventrikularblock kymatische Phänomene keineswegs (JORDAN [28]). Für das gesamte biorhythmische Frequenzspektrum vom Millisekundenbereich bis zur Jahresrhythmik (s. dazu die Darstellung von DRISCHEL in den Sitzungsberichten unserer Akademie [15]) gilt, daß die funktionelle Normalität auch die chronobiologische bzw. biorhythmische Normalität (Orthochronobiologie) einbezieht. Jeweils relevante Akrophasen solcher Biorhythmen, damit auch mutatis mutandis die „Normalität" der Biorhythmen, lassen sich mit geeigneten Methoden — z. B. dem sogenannten cosinor-Verfahren nach HALBERG [20] — herausarbeiten, die dann für eine chronobiologisch orientierte Diagnostik oder Therapie ausschlaggebende Bedeutung erlangen können. Aus der Skala der circametrischen Periodik sind besonders die circadianen (s. WISSER u. BREUER [75]), circamensualen und circaannualen oder saisonalen Bereiche interessant, die gewissermaßen die jeweilige saisonaladaptierte Normalität repräsentieren (s. Abb. 7). Eine Aufstellung, wie sich z. B. das Sommer- oder

Circa-metrische Periodik

Zeitraum	Bezeichnung		Umfang		Relevanz
Tag	Ultradiane	Periodik	1 – 20	Stunden	tägliche Therapie
bis	Circadiane	"	20 – 28	"	
Woche	Infradiane	"	1,5 – 5	Tage	
bis					
	Circaseptane	"	6 – 8	Tage	Therapie-serie Kurverlauf
	Circatrigintane	"	17 – 23	"	
Monat	Circatrigintane oder Circamensuale	"	28 – 35	"	
bis					
	Circasaisonale	"	~ 100	"	Kurtermin Kureffekt Kurerfolg
Jahr	Circaannuale	"	~ 365	"	

Abb. 7. Zusammenstellung der „circametrischen Periodik“ in Beziehung zur Therapie; aus JORDAN [34]

Winterhalbjahr auf die „Normwerte“ verschiedener diagnostischer Parameter auswirkt, vermittle die Abbildung 8 nach RÖCKER u. Mitarb. [59].

Wenn nun, wie bereits gesagt, die Körperfunktionen im Sinne einer Kreisgestalt aufeinander einwirken, so ist auch für deren Biorhythmik ein Gleiches gültig. Die gegebene Biorhythmik moduliert die Reizbeantwortung und diese wiederum vermag zum Modulator der Biorhythmik derselben oder auch anderer Funktionen zu werden. Hier spielt besonders das zeitliche Einsetzen von funktionsauslösenden Reizen die dominierende Rolle, das „timing“ bzw. (im pathologischen Falle) der „timing error“. Diese Problematik: „Rhythmusbildung und Ausgangswert“ (s. dazu [39]) spielt z. B. für die gesamte Therapieforschung in der Medizin eine wichtige Rolle insofern, als die Therapie (zumindest gilt dies für die Pharmako- und die Physiotherapie) im allgemeinen im Sinne einer Reizserie verabfolgt wird. Gerade daher beansprucht ja das Forschungsgebiet der „Chronotherapie“ seine besondere Wertigkeit. Man muß in diesem Zusammenhang von einer regelrechten „Ausgangswert-Endwert-Problematik“ sprechen [37], die für die Effektivitätsbeurteilung einer Therapie von grundsätzlicher Bedeutung ist. Ihre statistische Bearbeitung muß deshalb auch speziellen Forderungen der Biometrie genügen.

Zugeschnitten auf die Beurteilung einer Kurortbehandlung haben wir 1972 ausführlich über diese methodischen Fragen berichtet [29]. Ein besonders kritisch zu wertender Befund ist in diesem Zusammenhang der sogenannte „Normalisierungseffekt“, der oft diskutiert und aus der Beobachtung abgeleitet wird, daß sich erfahrungsgemäß hohe Ausgangswerte zu Kurbeginn (A) beispielsweise für Blutdruck, Herzfrequenz, Körpergewicht, Körpertemperatur am Ende der Behandlung (B) vermindern, niedrige Ausgangswerte dagegen erhöhen und somit ein Bündelungsphänomen resultiert. Dabei

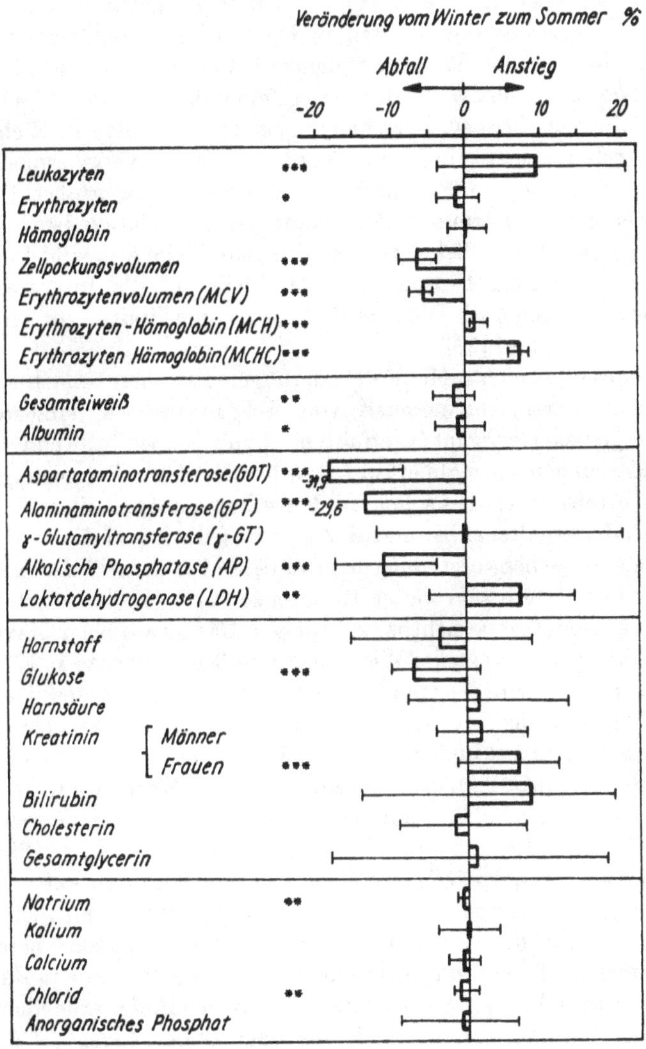

Abb. 8. Winter-Sommer-Differenzen in Prozent des jeweiligen Winterwertes (= Nulllinie) verschiedener paraklinischer Parameter; nach RÖCKER, FEDDERSEN, HOFFMEISTER u. JUNGE [59] mit freundlicher Genehmigung des Verfassers

wird statistisch entweder mit der Korrelation A : B oder aber mit der Korrelation (A — B) : A gearbeitet. Theoretisch ist die Transformation A : B in A : (A — B) auch bei voneinander unabhängigen Variablen (z. B. Würfelergebnissen) mit einer Autokorrelation von $r = -\sqrt{1/2} = -0{,}707$ [56] behaftet. Wir begegnen hier dem von v. d. BIJL so genannten „a : (a — b)-Effekt" [6]. Er beruht darauf, daß biologische Individualverteilungen von Meßwerten ihre größte Wahrscheinlichkeitsdichte in unmittelbarer Nähe ihres Mittelwertes haben, d. h., daß bei aufeinanderfolgenden Messungen mit größerer Wahrscheinlichkeit Verschiebungen der Variablen in Richtung Mittelwert auftreten, denenzufolge sich vordem höhere Werte erniedrigen und umgekehrt. Erst die Berücksichtigung unterschiedlich großer Streuungen zu den jeweiligen Meßterminen und damit der Korrelation bzw. Regression von A zu B gestattet es, kollektivtypische von zufälligen a :(a — b)-Phänomenen abzugrenzen. Dies muß besonders im Hinblick auf die Interpretation des Ausgangswertgesetzes nach WILDER [74] Beachtung finden (zur Kritik dieses Gesetzes vergl. [36] und [56]).

Das Verfahren, erreichte Meßwertänderungen zwischen benachbarten Meßterminen nach ihrer Abhängigkeit von Ausgangswerten darzustellen (das sogenannte „cross-over-point"-Verfahren), kann jedoch Anwendung finden, wenn bei Messungen an regulierten klinisch relevanten Parametern Bereiche oder Zonen ermittelt werden sollen, in denen keine nachweisbaren regulativen Änderungen der erhaltenen A- und B-Werte zu finden sind. Es ist damit möglich, den aleatorischen und den determinierenden Anteil der bestehenden Korrelation bzw. Regression weiter abzugrenzen und gegebenenfalls gerichtete Einflüsse auf die Meßgröße sichtbar zu machen. Das sei am Beispiel von Körpergewichtsmessungen dargestellt: Wie Abbildung 9 zeigt, besitzen 3764 Körpergewichtsmessungen zum Zeitpunkt Therapiebeginn (= A; entsprechend x) und zum Zeitpunkt des Therapieendes (= B; entsprechend y) eine fast identische, nur gering linksschiefe Verteilung. Die beiden zugehörigen Streuungen sind fast gleich (10,7/12,0), woraus eine stramme Korrelation mit $r = 0{,}86$ resultiert. Die cross-over-Berechnung ergibt nur eine ganz geringe Neigung der Regressionsgeraden mit einem cross-over-point bei 75 kg. Gliedert man nun aber dieses Meßwertekollektiv nach weiteren Kriterien auf — hier z. B. nach Körpergrößenklassen —, so zeigt sich, daß unterschiedliche Körpergrößen, wie sie zur Erstellung des sogenannten BROCA-Index herangezogen werden, unterschiedliche und unterschiedlich schiefe Partialverteilungen aufweisen, deren Mittel- oder Medianwerte mehr oder minder erheblich von dem „Normbereich" abweichen, der sich aus dem BROCA-Index (= schraffierte Felder) ergibt. Zieht man noch das cross-over-Verfahren heran (s. Abb. 10), so erweist sich, daß neben diesem BROCA-Normalbereich ein „regulatorischer Nullbereich" abgegrenzt werden kann, der beispielsweise bei den beiden ge-

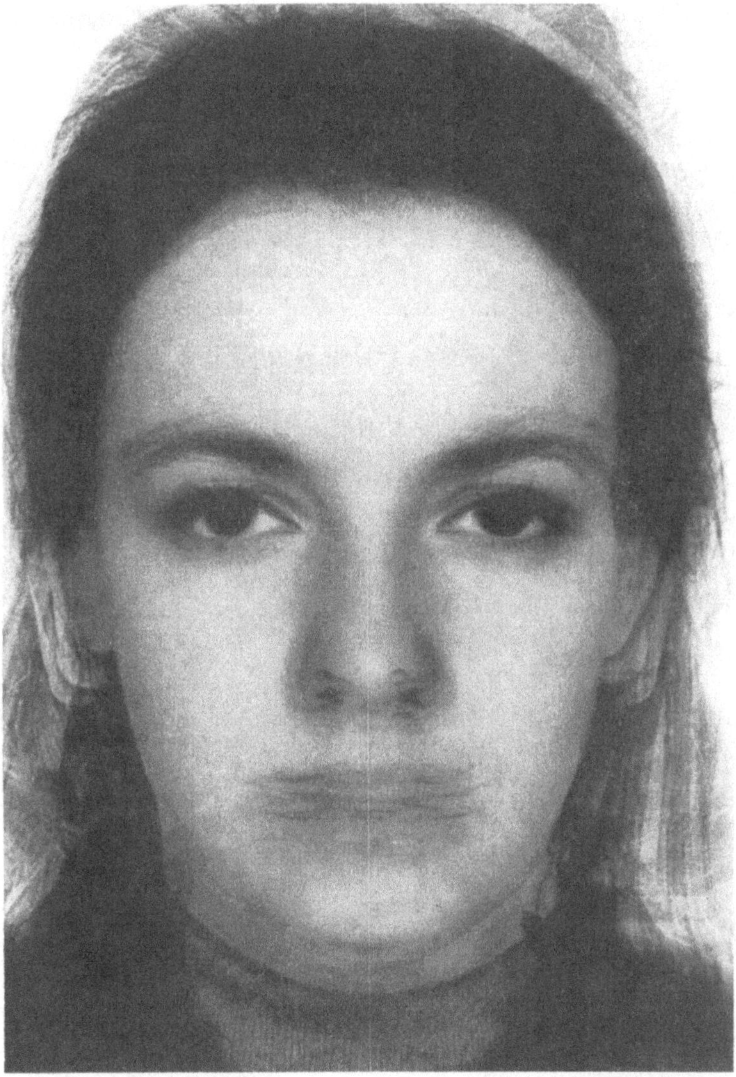

Abb. 4. Das bildstatistische „Normalgesicht“ aus 15 Einzelgesichtern fotografisch „gemittelt“ (s. Abb. 5); nach LEIBER [43]

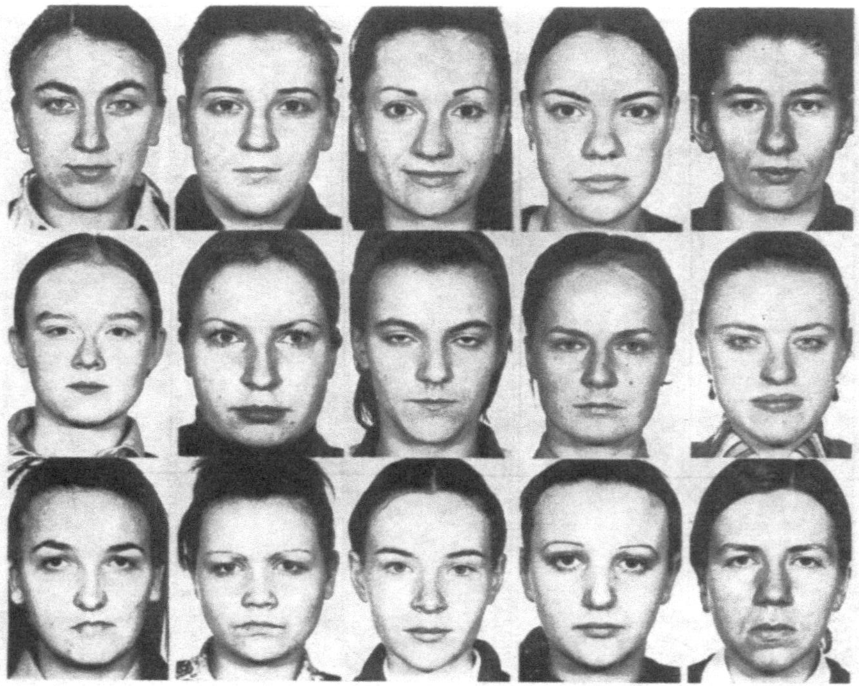

Abb. 5. Die 15 Einzelgesichter, die der Abbildung 4 zugrunde liegen; nach LEIBER [43]

wählten extremen Körpergrößen 150—160 cm und 180—190 cm deutlich links bzw. rechts vom BROCA-Bereich liegt (s. dazu JORDAN u. WAGNER [38]).

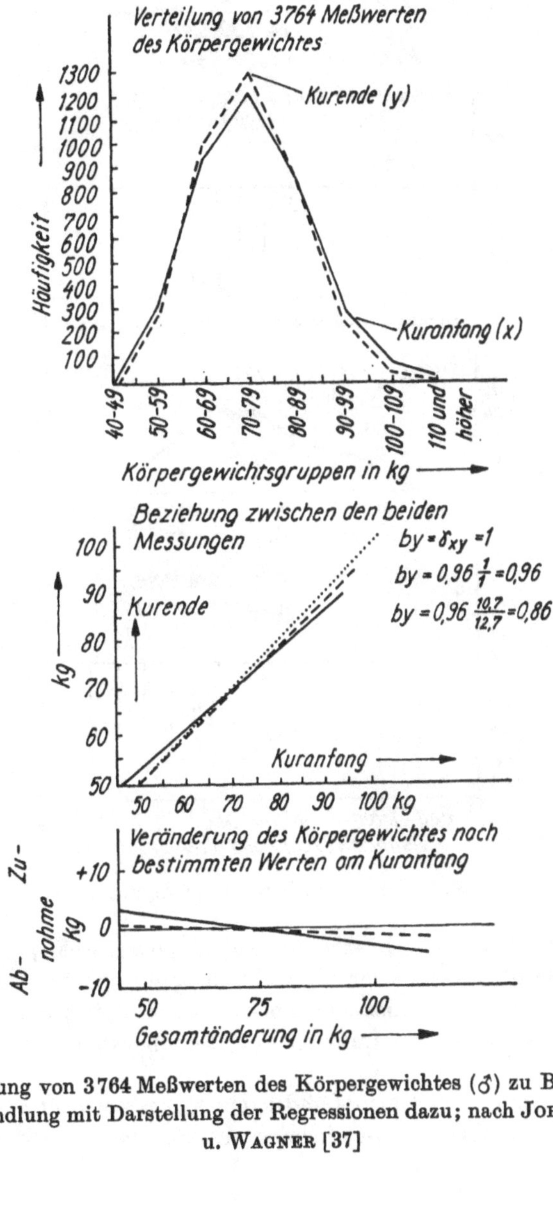

Abb. 9. Verteilung von 3764 Meßwerten des Körpergewichtes (♂) zu Beginn und Ende einer Kurbehandlung mit Darstellung der Regressionen dazu; nach JORDAN, REINHOLD u. WAGNER [37]

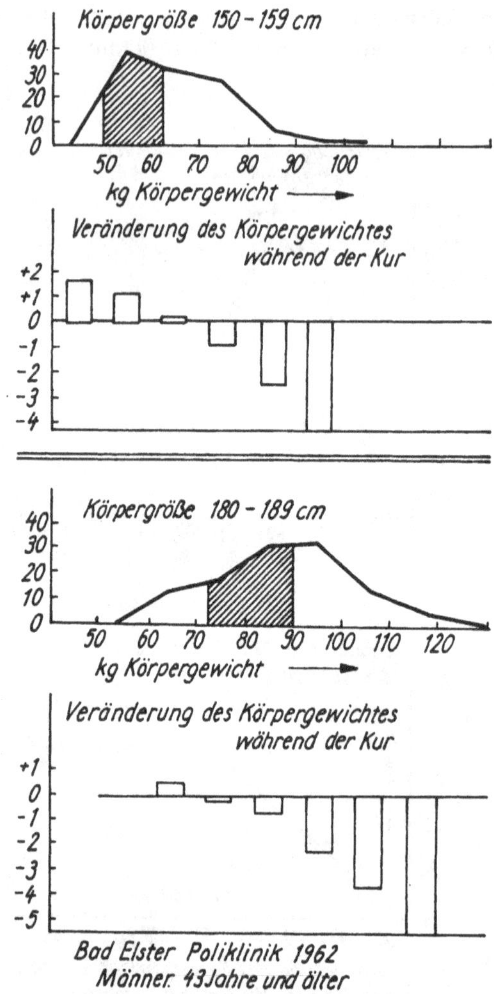

Abb. 10. Gleiches Kollektiv wie in Abbildung 8

In ähnlicher Weise lassen sich solche „regulatorischen Null-Bereiche" auch für den Blutdruck in seiner Altersabhängigkeit und für die Pulsfrequenz finden [36]. Soeben abgeschlossene, noch unveröffentlichte Untersuchungen ergaben, daß dies auch für Parameter des Immunsystems des Menschen zutrifft.

Die Einbeziehung des Schiefe-Grades einer Meßwerteverteilung erscheint für eine Normalitätsbetrachtung insofern erwähnenswert, als viele Körperfunktionen eine rechts- bzw. linksasymmetrische Grundverteilung ihrer repräsentativen Meßwerte aufweisen. So sind z. B. Pulsfrequenzmeßwerte stärker linksasymmetrisch, Körpertemperaturmeßwerte vorwiegend rechtsasymmetrisch verteilt. Diese Schiefe steht in einem gewissen Zusammenhang mit der Reaktivitätsdynamik dieser Parameter auf exogene Reize [70]; auch Sexualdifferenzen lassen sich dabei finden. Da mathematische Streuungsvergleiche eine Normalverteilung der Grundwerte voraussetzen, macht sich zumeist eine logarithmische Transformation der Meßwerte notwendig (WEBER-FECHNERsches Gesetz).

Ein Grund für solche asymmetrischen Grundverteilungen mag darin gegeben sein, daß der Organismus — ganz im Sinne der bereits erwähnten Grundprinzipien von ROUX — aus Ökonomiegründen immer bestrebt ist, normalerweise im Bereich einer „vita reducta“ zu arbeiten, um einen möglichst breiten Bewegungsspielraum zur Entwicklung notwendig werdender maximaler Leistungen zur Verfügung zu haben. Folgerichtig engt sich dieser Spielraum um so mehr ein, je weiter die funktionelle Mittellage des Organismus in die Bereiche der höheren Leistung hineinverschoben ist.

So wird z. B. die Variationsbreite der Herzschlagfolge bzw. der Pulsfrequenz um so geringer, je höher ihre mittlere Frequenz liegt (= Entwicklung einer frequenzbedingten Hypokymatie; auch als SKRAMLIKsches Gesetz be-

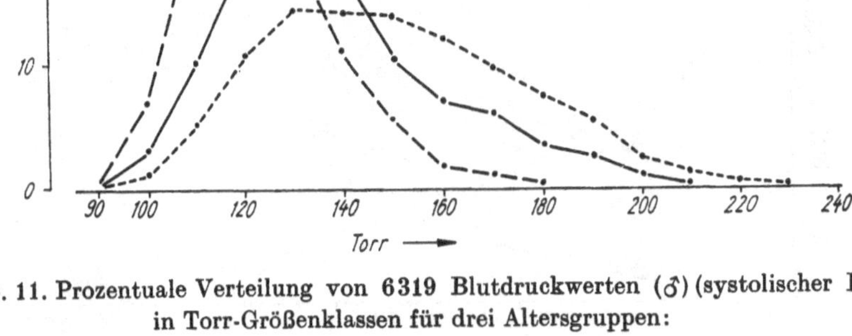

Abb. 11. Prozentuale Verteilung von 6319 Blutdruckwerten (♂) (systolischer Druck) in Torr-Größenklassen für drei Altersgruppen:

- - - - - - - - - Altersgruppe > 60 Jahre
——————— ” 40—60 Jahre
— — — — ” < 40 Jahre

nach JORDAN [31]

zeichnet (s. dazu [70]). Desgleichen können biorhythmisch bedingte Variationen durch unterschiedliche Schiefen der Meßwerteverteilung gekennzeichnet sein, wie sich an Blutdruckwerten darstellen läßt; s. dazu Abbildung 11 (nach [31]). Bedeutsamer ist aber, daß sich auch pathologische Situationen mittels der Schiefeberechnung (= Differenz des arithmetischen Mittelwertes gegen den Medianwert, verrechnet über ein Moment 3. Grades und bezogen auf die 3. Potenz der Streuung; nach WEBER [71]) von normalen abgrenzen lassen.

So sind z. B. der rasche und der langsame Typ der kardialen absoluten Arrhythmie sehr deutlich durch schiefe Verteilungen gekennzeichnet; die prozentuale Besetzung der randständigen Größenklassen verhält sich bei den beiden Formen praktisch entgegengesetzt (s. Abb. 12 und 13 nach [26]).

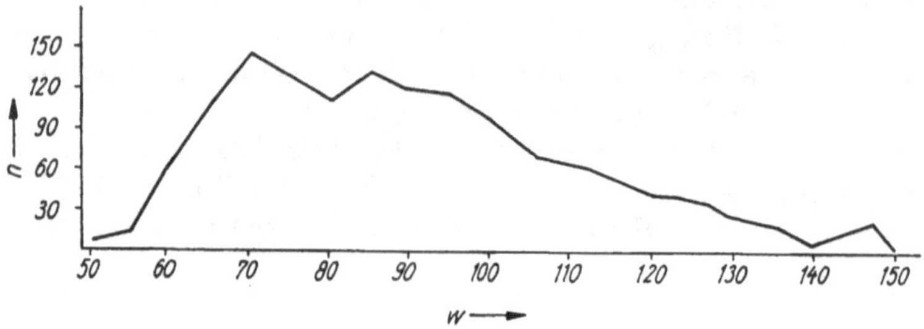

Abb. 12. Hochgradig rechtsasymmetrische Verteilung von 13248 Herzschlagintervallen bei Arrhythmia absoluta vom raschen Typ; nach JORDAN [26]. W = relative Größenklasse (1/100 s)

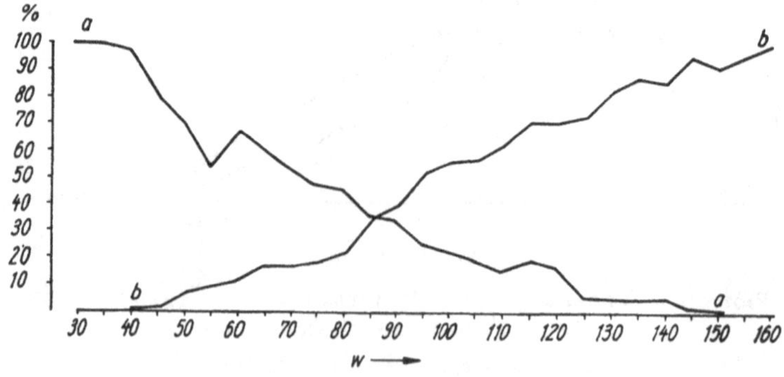

Abb. 13. Gegenüberstellung der prozentualen Verteilung von Herzschlagintervallen bei Arrhythmia absoluta vom langsamen (a) und vom raschen (b) Typ; nach JORDAN [26]. W = relative Größenklasse (1/100 s)

Bei gehäufter ventrikulärer Extrasystolie besitzen die Kupplungs- und Normalintervalle gute Normalverteilungen, die kompensatorischen Pausen dagegen sind klar asymmetrisch verteilt, d. h., der Kompensationsvorgang der gestörten Rhythmik besitzt eine stärkere Variabilität, hervorgerufen durch eine links- bzw. rechtsschiefe Bevorzugung der Intervallklassengrößen (s. Abb. 14 nach [26]).

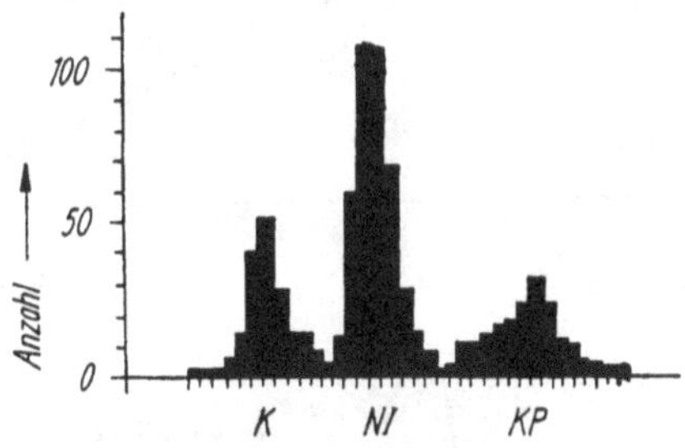

Abb. 14. Verteilung der Zeitintervalle von Kupplung (K), kompensatorischer Pause (KP) und Normalschlägen (NI) bei gehäufter ventrikulärer Extrasystolie. Deutliche Schiefen der K- und KP-Verteilung

Eine weitere Abgrenzung „normalen" gegenüber nichtnormalen Verhaltens ist mit der Methode der „Streuung der interdiurnen Änderungen" der Meßwerte möglich, bei der die Variabilität der Meßwerteänderungen von Tag zu Tag festgestellt wird (s. Wagner [68]).

Dieses Vorgehen ermöglicht es, die jeweils intraindividuellen und interindividuellen Varianzen eines Kollektives über einen Zeitraum hinweg zu erfassen, um daraus kollektivtypische und individualtypische Verhaltensweisen repräsentativer Parameter abzuleiten. In derartige Analysen gehen die Probleme der asymmetrischen Grundverteilung ein (s. dazu [70]). Allerdings ist dazu einzuräumen, daß der Begriff „Streuung" dann nicht mit dem des üblichen Streuungsmaßes der Fehlerstreuung identifiziert werden kann, da unterschiedlich große Streuungen auch unterschiedlich großen Verlaufsabweichungen ausgesetzt sind (s. dazu Weber [71], l.c.p. 102).

Den Vorteil dieser Erfassung der Streuung der Änderungen gegenüber einer alleinigen Betrachtung der jeweiligen mittleren quadratischen Abweichungen vom Mittelwert möge folgendes Beispiel zeigen (s. Abb. 15): Die dargestellte Mittelwertkurve der Körpergewichte nimmt einen ideal stetigen Verlauf, der ein „normales" Verhalten der Patienten (= Gewichtsabnahme unter Reduktionskost) bis zu einem gewissen Grade vortäuscht. Das Verhalten der Streuung der täglichen Änderungen deckt eine hohe Streuung etwa im

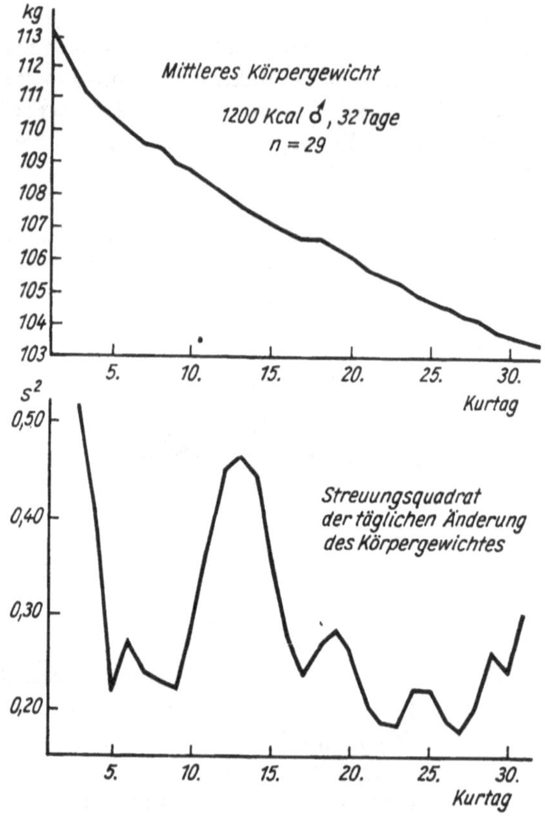

Abb. 15. Verlauf des mittleren Körpergewichtes (oberer Teil) und der Streuung der täglichen Änderungen dieser Gewichte (unterer Teil) von 29 männlichen Kranken unter einer Reduktionskost von 1200 kcal (= 5028 kJ) täglich für die Dauer von 30 Tagen nach JORDAN [30]

ersten bis zweiten Drittel der Behandlungsperiode auf — in dieser Zeit haben demnach nicht nur weniger Gewichtsabnahmen, sondern auch Gewichtszunahmen stattgefunden, ist also eine nichterwartete Reaktion auf eine gezielte Therapie eingetreten (s. dazu [30]).

Aus solchen täglichen Meßwerten läßt sich zunächst ein Mittelwert und eine dazugehörige Streuung über den Gesamtzeitraum hinweg, also eine individualtypische Maßzahl, für jeden Patienten berechnen, der man die Streuungen der Meßwerte des ganzen Kollektivs gegenüberstellen kann. So gewinnt man Anhaltspunkte für eine intraindividuelle und eine interindividuelle Streuung innerhalb des gemessenen Kollektives.

Diese Varianzen stehen in einem engen inneren Zusammenhang mit der Korrelation bzw. der Regression. Tabelle 1 verdeutlicht das an vier wichtigen funktionellen Parametern: Herzfrequenz, Körpertemperatur, systolischer Blutdruck und Körpergewicht. Sie zeigt, daß z. B. das Körpergewicht eine auffallend hohe interindividuelle gegenüber einer bemerkenswert kleinen intraindividuellen Varianz besitzt; entsprechend verhält sich die Streuung der täglichen Änderungen sowie die Strammheit der Korrelation.

Aus biometrischer Sicht fordert also die Analyse von Körperfunktionen anhand relevanter Meßwerte nicht nur die Berechnung von Mittelwert, Streuung, Korrelation und Regression, sondern auch die Streuungsanalyse nach intra- und interindividueller Varianz und die Erfassung kollektivtypischer Änderungen durch die Berechnung der Streuung der täglichen Änderungen unter Beachtung etwa vorliegender Verteilungsasymmetrien, wenn zu Fragen der Normalität von Funktionen und/oder Verhaltensweisen Stellung bezogen werden soll.

Ich habe in dieser Arbeit einmal zeigen wollen, daß im molekular-biologischen und folgerichtig auch im medizinischen Bereich immer von „funktioneller“ Normalität die Rede ist, wenn wir von „Normalität“ überhaupt sprechen. Dies bedeutet mehr als nur eine Ausweitung didaktischer Begriffsgrenzen. Und wenn funktionelle Normalität, wie wir meinen, auch Verhaltensnormalität einschließt, so ist damit ein Schritt weiter in Richtung des psychophysischen Ganzheitsverständnisses getan, dessen Umschreibung mit

Tabelle 1

Darstellung der intraindividuellen Streuung von Herzfrequenz, Körperkerntemperatur, systolischem Blutdruck und Körpergewicht in Beziehung zur interindividuellen Streuung, Streuung der täglichen Änderungen und zur Korrelation der Meßwerte zu Beginn und Ende der Behandlung nach Wagner [68]; ergänzt durch Verfasser

	Herzfrequenz (min^{-1})	Körperkern-temperatur ($^{1}/_{10}$ °C)	systolischer Blutdruck (torr)	Körper-gewicht (kg)
intraindividuelle Streuung	7,17	0,6	13,7	1,1
interindividuelle Streuung	7,65	3,0	24,9	12,0
Streuung der täglichen Änderungen	6,6	2,8	10,6	0,6
Korrelation der Meßwerte zu Beginn und Ende der Behandlung	0,23	0,36	0,74	0,96
n	3042	3042	6319	8000

dem Begriff der Komplementarität oder besser noch der Reziprozität nach N. BOHR gerechtfertigt ist. Insofern bedeutet das hier Gesagte eine Ergänzung zu den bereits erwähnten „Beiträgen zur Komplementarität" der mathematisch-naturwissenschaftlichen Klasse unserer Akademie [35]. Es war ferner darzulegen, daß Normalität im medizinischen Bereich als eine auf Idee, Wissen und Erfahrung begründete Übereinkunft zu bewerten ist, deren Plausibilität mit verschiedenen Methoden — z. B. speziellen biometrischen — bzw. auf unterschiedlichen Zugangswegen erhärtet werden kann; eine Übereinkunft aber, welche mit höchster Verantwortlichkeit auf allen Ebenen der Gesellschaft — beileibe nicht nur der Medizin selbst! — herbeigeführt werden muß. Sie beständig zu entwickeln, zu aktualisieren, zu präzisieren, ist deshalb Grundanliegen auch der Medizin und hier insbesondere derjenigen Therapie, die sich vordergründig als funktionelle Therapie — im herkömmlichen Sinne — begreift [33].

Alle Therapie ist — ich zitiere MURPHY — dann ideal, wenn sie „den jeweils optimalen Zustand" des Kranken anstrebt und tut sie das, dann darf der Arzt „in diesem Falle das Wort ‚normal' " vergessen [51]. Funktionelle Normalität durch die Therapie wiederzugewinnen, ist also letztes Ziel ärztlichen Handelns, dem diese Überlegungen gelten [32]. Es zu erreichen verlangt, dem Kampf gegen das Kranke den Kampf um das Gesunde zielstrebig zuzuordnen, heißt, Therapie und sekundäre Prävention koppeln und zwingt dazu, durch eine ganzheitlich orientierte Komplextherapie das globale Risiko, das jedes ärztliche Tun in sich birgt, auf ein Minimum beschränkt zu halten. Hierbei vermag gerade die Physiotherapie eine wissenschaftlich gut begründbare Aufgabe zu erfüllen.

Es sei mir — im GOETHE-Jahr stehend — gestattet, abschließend der Mahnung GOETHES in einem Brief an SCHILLER zu gedenken, daß „erst alle Menschen das Menschliche" zu leben vermöchten [19] — und diese Mahnung läßt mich der Schlußfolgerung CANGUILHENS voll zustimmen [13, S. 85]: „Das Leben selbst und nicht erst das medizinische Urteil macht aus dem biologisch Normalen einen Wertbegriff, der mehr als eine statistische Wirklichkeit bezeichnet."

Literatur

[1] ANOCHIN, P. K.: Das funktionelle System als Grundlage der physiologischen Architektur des Verhaltensaktes. Abhdlg. a. d. Gebiet der Hirnforschung und Verhaltensphysiologie. Bd. 1; Jena, VEB G. Fischer, 1967.

[2] BAVINK, B.: Ergebnisse und Probleme der Naturwissenschaften. 10. Aufl. Zürich, S. Hirzel, 1954, S. 452.

[3] BEIER. W.: Systemtheoretische Aspekte der Seneszenz. Z. Alternsforsch. **35** (1980), 5, 349–353.

[4] BENNINGHOFF, A.: Über Einheiten und Systembildungen im Organismus. Dt. med. Wochenschr. **64** (1938) 1377–1382.

[5] BETHE, A.: Die periodische Unterbrechung rhythmischer Vorgänge (Cheyne-Stokessches Phänomen und Lucianische Perioden) im Vergleich zu ähnlichen Vorgängen an elektrischen Kippsystemen. Pflügers Arch. **246** (1943) 485–519.

[6] BIJL, W. v. d.: 5 Fehlerquellen in naturwissenschaftlicher statistischer Forschung. Ann. Meteorol. **4** (1951) 183–212.

[7] BIRNBAUMER, N. E.: Physiologische Psychologie. Berlin–New York–Heidelberg, Springer, 1975.

[8] BOHR, N.: Kausalität und Komplementarität. In: Erkenntnis **6** (1936) 293–303.

[9] BOHR, N.: Atomtheorie und Naturbeschreibung. Vier Aufsätze mit einer einleitenden Überschrift. Berlin, Springer, 1931.

[10] BROCKHAUS-ABC Chemie: 1. Bd. Leipzig, VEB F. A. Brockhaus, 1965, S. 710.

[11] BÜRGER, M.: Funktion und Struktur. Zugleich eine Warnung vor dem „Verlust der Mitte“ in der inneren Medizin. Münchener med. Wochenschr. **100** (1958) 1809–1813.

[12] BÜRGER, M.: Altern und Krankheit als Problem der Biomorphose. 4. Aufl. Leipzig, VEB G. Thieme, 1960.

[13] CANGUILHEN, G.: Das Normale und das Pathologische. München, Carl Hanser, 1974.

[14] DORNSEIFF, F.: Der Deutsche Wortschatz nach Sachgruppen. 7. Aufl. Berlin, W. de Gruyter & Co., 1970.

[15] DRISCHEL, H.: Biologische Rhythmen. Sitz.-Ber. d. Sächs. Akad. d. Wiss. z. Leipzig, Math.-naturwiss. Kl. Bd. 109, H. 5, Berlin, Akademie-Verlag, 1976.

[16] GIERER, A.: Physik der biologischen Gestaltbildung. In: Bericht zur 111. Versammlg. d. Ges. Dtsch. Naturforsch. u. Ärzte, Hamburg, 21.–25. 09. 1980 in: Naturwiss. Rdsch. 34 (1981) 121–122 und Naturwissenschaften 68 (1981) 245 bis 251.

[17] GOERTTLER, K.: Über Blutstromwirkung als Gestaltungsfaktor für die Entwicklung des Herzens. Beitr. z. pathol. Anat., Jena, CXV. Bd. (1955) 33–56.

[18] GOERTTLER, K.: Hämo- und Histomechanik der Arteriosklerose. Ärztl. Wochenschr. 13 (1958) 589–596.

[19] GOETHE, J. W. v.: Briefwechsel zwischen Schiller und Goethe. COTTAsche Bibliothek d. Weltlit. Bd. 3. Stuttgart & Berlin, Cottasche Buchhdlg. Nachf. (ohne Jahresangabe). Brief v. 5. 5. 1798, S. 86.

[20] HALBERG, F.: Physiologic 24-hour-periodicity: general and procedural considerations with reference to the adrenal cycle. Z. Vitamin-, Hormon- u. Fermentforsch. **10** (1965) 225–296.

[21] HECHT, K., P. OEHME, I. PAWLOWNA-LJOWSCHINA, M. POPPEI: Zur Wirkungsdauer des normalisierenden Effektes von Substanz P bei Lernstörungen und chronischer Lärmbelastung. Pharmazie **36** (1981) 859–860.

[22] HERTER, H.: Treffkunst des Arztes in hippokratischer und platonischer Sicht. Sudhoffs Arch. **47** (1963) 247–290.

[23] ISRAEL, S.: Die Problematik traditioneller Normative in der Medizin der Gegenwart. Med. u. Sport **12** (1972) 114–119.

[24] JORDAN, H.: Der Komplementaritätsbegriff in seinen Beziehungen zur Medizin. Vortrag. z. Rundtischgespräch d. Math.-naturwiss. Kl. d. Sächs. Akad. d. Wiss. z. Leipzig v. 12. 06. 1981; (s. dazu [35]).

[25] JORDAN, H.: Das rhythmologische Verhalten (Streubreite) der Systolen- und Diastolendauer in Ruhe und unter körperlicher Belastung. Z. ges. inn. Med. **28** (1973) 394–399, dort Abb. 3, S. 397.

[26] JORDAN, H.: Die kurzzeitlichen Schwankungen der Herzperiodendauer des Menschen. Schr.-Rh. d. Z. ges. inn. Med., Leipzig, H. 17, Cardiologie X, S. 136–178, 1963.

[27] JORDAN, H.: Rhythmische Schwankungen der Kammerschlagfolge bei perpetueller Flimmerarrhythmie. Z. Kreislaufforsch. **48** (1959) 1021–1031.

[28] JORDAN, H.: Rhythmologische Beobachtungen am menschlichen Herzen bei totalem AV-Block. Z. klin. Med. **151** (1953) 65–74.

[29] JORDAN, H.: Kurverlauf und Kureffekt. Ergebnisse eines biometrisch-klinischen Arbeitskreises. Z. Physiother. **24** (1972) 267–302.

[30] JORDAN, H.: Kurorttherapie – Prinzip und Probleme. Sitz.-Ber. d. Sächs. Akad. d. Wiss. z. Leipzig, Math.-naturwiss. Kl. Bd. 112, H. 3, Berlin, Akademie-Verlag, 1976 (Abb. 2).

[31] JORDAN, H.: Zum „regulativen Normbereich" altersbezogener Blutdruckwerte. Biokybernetik Bd. I (Materialien d. I. Int. Sympos. „Biokybernetik", Leipzig v. 19.–22. 09. 1967), S. 268–271, Abb. 1, S. 269. Leipzig, Karl-Marx-Universität 1968.

[32] JORDAN, H.: Ganzheitstherapie? Z. Physiother. **34** (1982) 15–21.

[33] JORDAN, H.: Struktur und Funktion. Ein Ansatz der Physiotherapie. Z. Physiother. **27** (1975) 91–95.

[34] JORDAN, H.: Biorhythmologische Aspekte der Physio- und Balneotherapie. Materialien d. Int. Konferenz der Wissenschaftl. Institute der Soz. Länder (RGW) 1981 (noch unveröff.).

[35] JORDAN, H.: Der Komplementaritätsbegriff in seinen Beziehungen zur Medizin. In: Beiträge zur Komplementarität. Ein interdisziplinäres Gespräch. Hrsg. v. W. Buchheim, Abh. d. Sächs. Akad. d. Wiss. z. Leipzig, Math.-naturwiss. Kl., Bd. 55, Heft 5, S. 49–55, Berlin, Akademie-Verlag.

[36] JORDAN, H., H. WAGNER: Biorheutische Variationen der regulativen Normen von Blutdruck, Pulsfrequenz und Körpergewicht. Z. Alternsforsch. **22** (1970) 345–354.

[37] JORDAN, H., D. REINHOLD, H. WAGNER: Kritische Untersuchungen zur Anfangs-Endwert-Problematik von kardiodynamischen Meßgrößen unter dem Einfluß einer Bäderkur. Z. ges. inn. Med. **19** (1964) 897–901.

[38] JORDAN, H., D. REINHOLD, H. WAGNER: Untersuchungen zum regulativen Normbereich des Körpergewichtes. Z. ges. inn. Med. **22** (1967) 277–280.

[39] JORDAN, H., H. WAGNER, U. FRÖHLICH: Rhythmusbildung und Ausgangswert. Z. Physiother. **30** (1978) 147–155.

[40] KATHER, H., R. RITTLINGHAUSEN, P. MÜLLER, B. SIMON: Klassifizierung der Alpharezeptoren. Med. Klinik **76** (1981) 416–418.

[41] KLAGES, L.: Vom Wesen des Rhythmus. Kampen auf Sylt, Niels Kampmann Verlag, 1934, Zitat S. 32.

[42] KUNZ, H.: Zur Frage nach dem Wesen der Norm. Psyche VIII (1954) 241–271 u. 321–366.

[43] LEIBER, B.: Mit Bildern rechnen — Das menschliche Antlitz als klinische Merkmalskombination und seine Analyse mit der „Bildstatistik". Medizin, Erlangen, 4 (1976) 511–514.

[44] LEIPER, C. L., A. MILLER, I. LANG, R. HERMANN: Sensory feedback for head control in cerebral palsy. Phys. Ther. **61** (1981) 512–518.

[45] LUEKEN, B.: Die Komplementarität des Ganzen und seiner Teile in den physiologischen Wissenschaften unter Betonung der Fragen der Konzepte und der Methodologie der experimentellen Arbeit. Rundtischgespräch d. Math.-naturwiss. Kl. d. Sächs. Akad. d. Wiss. z. Leipzig v. 12. 06. 1981; (s. dazu [35]) S. 34–40.

[46] MARCEL, G.: Etre et avoir. Ed. Montaigne, Paris. Deutsche Fassung: Sein und Haben. Paderborn, F. Schöningh, 1968.

[47] MEYER-ABICH, K.-M.: Korrespondenz, Individualität und Komplementarität. Eine Studie zur Geistesgeschichte der Quantentheorie in den Beiträgen Niels BOHRS. In: Boethius, Bd. V. Wiesbaden, Fr. Steiner Verlag G.m.b.H., 1965.

[48] MOLLENHAUER, D.: Betrachtungen über Bau und Leistung der Organismen. I.: Begriffliches, Terminologisches, Sprachliches und einige Erläuterungen dazu. Aufsätze u. Red. Senckenberg. naturforsch. Ges. 19, 1–55. Frankfurt/M. 15. 10. 1970. Mitteilungen Lochmühle Nr. 7. Frankfurt/M., Verlag Waldemar Kramer, 1970.

[49] MÜLLER, M., A. HALDER: Herders kleines philosophisches Wörterbuch. Freiburg, 1968. Herder-Bücherei Bd. 16, S. 102.

[50] MÜLLER-SUUR, H.: Das psychisch Abnorme. Untersuchungen zur allgemeinen Psychiatrie. Berlin, Göttingen, Heidelberg, Springer, 1950, S. 34ff.

[51] MURPHY, E. A.: The logic of medicine. Baltimore, J. Hopkins Univ. Press., 1976.

[52] MUSIL, R.: Der Mann ohne Eigenschaften. Berlin: ex libris Volk und Welt, 2. Aufl. 1980, IV. Bd., S. 79/80.
[53] ONASCH, K.: Die Ikonenmalerei. Leipzig, Koehler & Amelang, 1968, Abb. 11, S. 69. Proportionsschema eines geneigten Hauptes (Ikone) nach PANOFSKY.
[54] OSTWALD, W.: Gedanken zur Biosphäre. Sechs Essays. Eingel. v. H. BERG. Ostwalds Klassiker der exakten Wissenschaften. Bd. 257. Leipzig, Akademische Verlagsgesellschaft Geest & Portig K.-G., 1978. Zitat S. 35.
[55] wie vorher, Zitat S. 50.
[56] PROPPE, A., G. BERTRAM: Bemerkungen zum Wilderschen Ausgangswertgesetz. Strahlentherapie 88 (1952) 3/4, 573–596.
[57] REICHENBACH, H.: Kausalität und Wahrscheinlichkeit in der Biologie. Klin. Wochenschr. 11 (1932) 251–253.
[58] REINHARDT, K.: Vermächtnis der Antike. Gesammelte Essays zur Philosophie und Geschichtsschreibung. Hrsg. v. C. Becker. Göttingen, Vandenhoeck & Ruprecht, 1960, S. 221.
[59] RÖCKER, L., H.-M. FEDDERSEN, H. HOFFMEISTER, B. JUNGE: Jahreszeitliche Veränderungen diagnostisch wichtiger Blutbestandteile. Klin. Wochenschr. 58 (1980) 769–778; Abb. 1, S. 771.
[60] ROSEN, E.: Complexity and error in cybernetic systems. Int. J. Gen. Syst. 1 (1974) 245.
[61] ROTHSCHUH, K. E.: Iatrologie. Hippokrates 49 (1978) 3–21.
[62] ROTHSCHUH, K. E.: Theorie des Organismus. Bios — Psyche — Pathos. München—Berlin, Urban & Schwarzenberg, 1959. Zitat S. 58.
[63] wie vorher, S. 62.
[64] ROUX, W.: Beiträge zur Morphologie der functionellen Anpassung. In: Gesammelte Abhandlungen über Entwicklungsmechanik der Organismen. Bd. I, S. 462. Leipzig, Verlag W. Engelmann, 1895.
[65] SABA, Th. M.: Physiology and physiopathology of the reticuloendothelial system. Arch. Internal Med. 126 (1970) 1031–1051.
[66] SARKISOV, D. S.: O vzaimootnošenii strukturnych i funkcional'nych izmenenij v bessimptomnye periody bolezni. Klin. Med., Moskva, 58 (1980) 7, 9–18.
[67] SAVAGEAU, M. A., G. JACKNOW: Feedforward inhibition in biosynthetic pathways: Inhibition of the aminoacyl-tRNA synthetase by intermediates of the pathway. J. Theoret. Biol. 77 (1979) 405–425.
[68] WAGNER, H.: Streuungsanalyse einfacher geregelter klinischer Meßgrößen. Abh. Dtsch. Akad. d. Wiss. Berlin, Kl. Math., Physik u. Technik, Jg. 1967, Nr. 4, S. 189–197. Berlin, Akademie-Verlag, 1968.
[69] WAGNER, H.: Scheinbare und echte paradoxe Reaktionen im biometrischen Modell. In: Biokybernetik I (Materialien d. I. Int. Sympos. „Biokybernetik", 19.–22. 9. 1967). Leipzig, Karl-Marx-Universität, 1968, S. 282–287.
[70] WAGNER, H., H. JORDAN, J. HILLIG: Unterschiedliche Schiefe der Meßwerteverteilung von Pulsfrequenz und Körperkerntemperatur in Beziehung zu deren Verlaufscharakteristik bei Kurpatienten. Z. Physiother. 35 (1983) 75–80.
[71] WEBER, E.: Grundriß der biologischen Statistik. 6. Aufl. Jena, VEB G. Fischer, 1967, S. 105–109.

[72] Weizsäcker, C. Fr. v.: Gestaltkreis und Komplementarität. In: Viktor v. Weizsäcker. Arzt im Irrsal der Zeit. Eine Freundesgabe zum siebzigsten Geburtstag am 21. 4. 1956. Hrsg. v. P. Vogel. Göttingen, Vandenhoeck & Ruprecht, 1956, S. 21–53.

[73] Weizsäcker, V. v.: Der Gestaltkreis. Theorie der Einheit von Wahrnehmen und Bewegen. 4. Aufl. Stuttgart, G. Thieme, 1950.

[74] Wilder, J.: Das „Ausgangswert-Gesetz" – ein unbeachtetes biologisches Gesetz; seine Bedeutung für Forschung und Praxis. Klin. Wochenschr. **10** (1931) 1889–1893.

[75] Wisser, H., H. Breuer: Circadian changes of clinical chemical and endocrinological parameters. J. Clin. Chem. & Clin. Biochem. **19** (1981) 323–337.

[76] Zuckerkandl, V.: Die Wirklichkeit der Musik. Zürich, Rhein-Verlag, 1963, S. 221.

Anschrift des Verfassers: OMR Prof. Dr. med. habil. H. Jordan, Forschungsinstitut für Balneologie und Kurortwissenschaft, 9933 Bad Elster, Karl-Marx-Straße 5

Band 113

Heft 1 Prof. Dr. ERICH LANGE, Allgemeingültige Veranschaulichung des II. Hauptsatzes
1978. 22 Seiten – 10 grafische Darstellungen – 8° – M 4,–

Heft 2 Prof. Dr. HERBERT BECKERT, Bemerkungen zur Theorie der Stabilität
1977. 19 Seiten – 8° – M 2,50

Heft 3 Prof. Dr. sc. KLAUS DÖRTER, Probleme und Erfahrungen bei der Entwicklung einer intensiven landwirtschaftlichen Produktion im Landschaftsschutzgebiet des Harzes
1978. 20 Seiten – 6 Abbildungen, davon 4 farbige auf 2 Tafeln – 2 Tabellen – 8° – M 7,–

Heft 4 Prof. Dr. sc. med. HANS DRISCHEL, Elektromagnetische Felder und Lebewesen
1978. 31 Seiten – 14 Abbildungen – 2 Tabellen – 8° – M 5,–

Heft 5 Prof. Dr. MANFRED GERSCH, Wachstum und Wachstumsregulatoren der Krebse. Biologische Erkenntnisse und generelle Erwägungen
1979. 32 Seiten – 13 Abbildungen – 1 Tabelle – 8° – M 6,–

Heft 6 Prof. Dr. rer. nat. FRIEDRICH WOLF / Dr. rer. nat. URSULA KOCH, Über den Einfluß der chemischen Struktur von Dispersionsfarbstoffen auf deren Dispersionsstabilität
1979. 18 Seiten – 3 Abbildungen – 10 Tabellen – 8° – M 3,50

Heft 7 Prof. Dr. rer. nat. FRIEDRICH WOLF / Dr. rer. nat. WOLFGANG HEYER, Zur Sorption an Tetracalciumaluminathydroxysalzen
1980. 12 Seiten – 5 Abbildungen – 4 Tabellen – 8° – M 2,–

Band 114

Heft 1 Prof. Dr. HASSO ESSBACH, Morphologisches zur orthologischen und pathologischen Differenzierung und zum Anpassungs- und Abwehrvermögen der menschlichen Placenta
1980. 19 Seiten – 12 Abbildungen – 8° – M 4,–

Heft 2 Prof. Dr. med. WERNER RIES, Risikofaktoren des Alterns aus klinischer Sicht
1980. 19 Seiten – 9 Abbildungen, davon 1 Abbildung auf Tafel – 8° – M 4,–

Heft 3 Prof. Dr. OTT-HEINRICH KELLER, Anschaulichkeit und Eleganz beim Alexanderschen Dualitätssatz
1980. 19 Seiten – 8° – M 4,–

Heft 4 Prof. Dr. rer. nat. BENNO PARTHIER, Die cytologische Symbiose am Beispiel der Biogenese von Zellorganellen
1981. 29 Seiten – 16 Abbildungen – 2 Tabellen – 8° – M 6,–

Heft 5 Prof. Dr. F. WOLF / Dr. S. ECKERT / Dr. M. WEISE / Dr. S. LINDAU, Untersuchungen zur Synthese und Anwendung bipolarer Ionenaustauschharze
1980. 12 Seiten – 6 Tabellen – 8° – M 2,–

Heft 6 Prof. Dr. med. HERBERT JORDAN, Balneobioklimatologie – Eine Zielstellung im Mensch-Umwelt-Konzept
1981. 25 Seiten – 8 Abbildungen – 1 Tabelle – 8° – M 4,–

Band 115

Heft 1 Prof. Dr. rer. nat. HERMANN BERG, Wilhelm Ostwald – Erkenntnisse über die Biosphäre
1981. 36 Seiten – 7 Abbildungen – 3 Tabellen – 8° – M 6,–

Heft 2 Prof. Dr. sc. KLAUS DÖRTER, Aphorismen zur Qualität des Bewässerungswassers
1981. 31 Seiten – 11 Abbildungen – 11 Tabellen – 8° – M 6,–

Heft 3 Prof. Dr. Ing. Dr. h. c. PAUL GÖRLICH, Die geschichtliche Entwicklung des wissenschaftlichen Gerätebaus und seine zukünftige Bedeutung
1981. 36 Seiten – 8° – M 6,–

Heft 4 Prof. Dr. WOLFGANG BUCHHEIM, Albert Einstein als Wegbereiter nachklassischer Physik
1981. 29 Seiten – 8° – M 4,–

Heft 5 Prof. Dr.-Ing. HERBERT KRUG, Die Technologie der Brikettierung von Weichbraunkohle im Lichte der Verfahrenstechnik und der besseren Nutzung dieses Energieträgers
1982. 20 Seiten – 13 Abbildungen – 8° – M 3,–

Heft 6 Prof. Dr. ERNST NEEF, Der Verlust der Anschaulichkeit in der Geographie und das Problem der Kulturlandschaft
1981. 34 Seiten – 8° – M 5,–

Band 116

Heft 1 Prof. Dr. Werner Ries, Studium zum biologischen Alter
1982. 27 Seiten — 10 Abbildungen — 8° — M 4,—

Heft 2 Prof. Dr. Rudolf Sachsenweger, Augenunabhängige optosensorische Wahrnehmungsformen
1983. 19 Seiten — 8° — M 4,—

Heft 3 Prof. Dr. Hans-Georg Schöpf, Die Griechen und die Natur 1983. 62 Seiten — 8° — M 8,—

Heft 4 Prof. Dr. Ing. Ján Benetin, Mathematisches Modell für das Wachstum von landwirtschaftlichen Kulturen und seine Verwertung in der quantitativen Beurteilung des Bewässerungseffektes auf die Steigerung der Ernteerträge 1983. 36 Seiten — 18 Abbildungen — 3 Tabellen — 8° — M 6,—

Heft 5 Prof. Dr. Hans Drischel †, Neues über die Pupille
1983. 30 Seiten — 26 Abbildungen — 8° — M 4,—

Heft 6 Prof. Dr. Benno Parthier, Der Beitrag der Molekularbiologie zur Evolutionserkenntnis
1983. 41 Seiten — 19 Abbildungen — 2 Tabellen — 8° — M 6,—

Heft 7 Prof. Dr. Adolf Watznauer, Die Rolle des Radons (Isotop ^{222}Rn) als Umweltfaktor — eine Übersicht
1983. 34 Seiten — 3 Abbildungen — 4 Tabellen — 8° — M 5,—

Band 117

Heft 1 Prof. Dr. sc. Klaus Dörter, Einige Aspekte zum landeskulturellen Nutzen des Meliorationswesens *In Vorbereitung*

Heft 2 Prof. Dr. Herbert Beckert, Nichtlineare Elastizitätstheorie *In Vorbereitung*

Heft 3 Prof. Dr. Herbert Jordan, Zur funktionellen Normalität des Menschen *Vorliegendes Heft*

Heft 4 Dr. Arnd Bernhardt, Beiträge zum Problemkreis des Landschaftswandels *In Vorbereitung*

Heft 5 Prof. Dr. Ott-Heinrich Keller, Das Zählen als angeborene Verhaltensweise *In Vorbereitung*

Heft 6 Prof. Dr. Wolfgang Buchheim, Komplimentarität nach Niels Bohr — physikgeschichtliche Episode oder universale Kategorie von Ergänzung? *In Vorbereitung*

Einzel- oder Fortsetzungsbestellungen durch eine Buchhandlung erbeten

Sitzungsberichte bis Band 108
durch das Zentralantiquariat der Deutschen Demokratischen Republik, Leipzig
ab Band 107 durch den Akademie-Verlag, Berlin, zum Teil noch lieferbar

AKADEMIE-VERLAG

DDR 1086 - Berlin, Leipziger Straße 3—4

MIX
Papier | Fördert gute Waldnutzung
FSC® C083411

Zeitfracht Medien GmbH
Ferdinand-Jühlke-Straße 7
99095 Erfurt, Deutschland
produktsicherheit@kolibri360.de